BEI GRIN MACHT SICH IHR WISSEN BEZAHLT

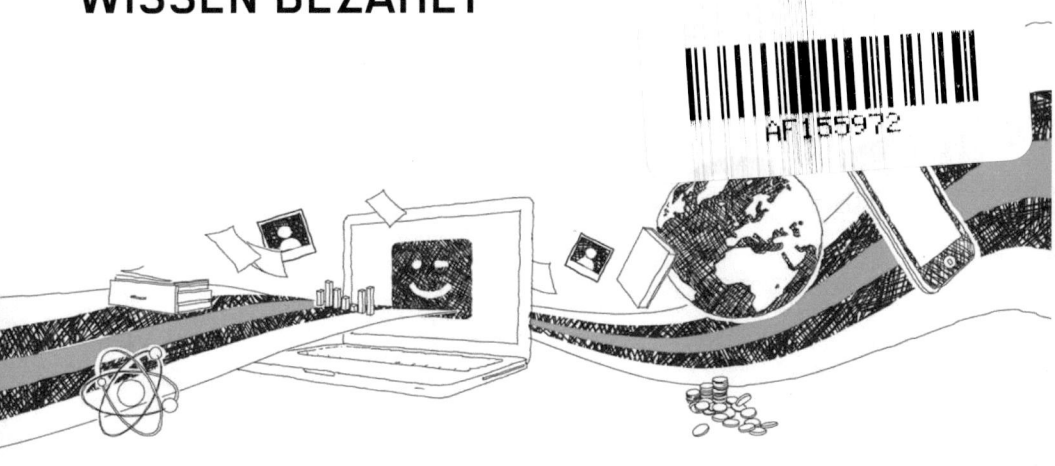

- Wir veröffentlichen Ihre Hausarbeit,
  Bachelor- und Masterarbeit

- Ihr eigenes eBook und Buch -
  weltweit in allen wichtigen Shops

- Verdienen Sie an jedem Verkauf

Jetzt bei www.GRIN.com hochladen und kostenlos publizieren

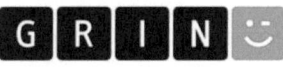

Stefan Krüger

Untersuchung auf Praxisbetrieben zum Vorkommen von subklinischen Ketosen

GRIN Verlag

Bibliografische Information der Deutschen Nationalbibliothek:

Die Deutsche Bibliothek verzeichnet diese Publikation in der Deutschen National-
bibliografie; detaillierte bibliografische Daten sind im Internet über http://dnb.d-
nb.de/ abrufbar.

Dieses Werk sowie alle darin enthaltenen einzelnen Beiträge und Abbildungen
sind urheberrechtlich geschützt. Jede Verwertung, die nicht ausdrücklich vom
Urheberrechtsschutz zugelassen ist, bedarf der vorherigen Zustimmung des Verla-
ges. Das gilt insbesondere für Vervielfältigungen, Bearbeitungen, Übersetzungen,
Mikroverfilmungen, Auswertungen durch Datenbanken und für die Einspeicherung
und Verarbeitung in elektronische Systeme. Alle Rechte, auch die des auszugsweisen
Nachdrucks, der fotomechanischen Wiedergabe (einschließlich Mikrokopie) sowie
der Auswertung durch Datenbanken oder ähnliche Einrichtungen, vorbehalten.

Impressum:

Copyright © 2011 GRIN Verlag GmbH
Druck und Bindung: Books on Demand GmbH, Norderstedt Germany
ISBN: 978-3-640-99340-6

GRIN - Your knowledge has value

Der GRIN Verlag publiziert seit 1998 wissenschaftliche Arbeiten von Studenten, Hochschullehrern und anderen Akademikern als eBook und gedrucktes Buch. Die Verlagswebsite www.grin.com ist die ideale Plattform zur Veröffentlichung von Hausarbeiten, Abschlussarbeiten, wissenschaftlichen Aufsätzen, Dissertationen und Fachbüchern.

Besuchen Sie uns im Internet:

http://www.grin.com/

http://www.facebook.com/grincom

http://www.twitter.com/grin_com

Untersuchung auf Praxisbetrieben zum Vorkommen von subklinischen Ketosen

Stefan Krüger

praktizierender Tierarzt in Ostenfeld/Husum

und

Lehrbeauftragter der Fachhochschule Kiel

Inhaltsverzeichnis

Abkürzungsverzeichnis

Abb.	Abbildung
BHB	Beta-Hydroxybuttersäure
d.h.	das heißt
et al.	et alii
HF	Holstein Friesian
IGF-I	Insulin Growth Like Factor 1
l	Liter
mmol	millimol
NAD+	Nicotinsäureamid-Adenin-Dinukleotid in oxidierter Form
NADH	Nicotinsäureamid-Adenin-Dinukleotid in reduzierter Form
sog.	so genannte
Tab.	Tabelle

Abbildungsverzeichnis

Tabellenverzeichnis

1. Einleitung

Die angepasste energetische Versorgung der Hochleistungsmilchkuh stellt eine besondere Herausforderung an das Herdenmanagement des modernen Milchviehbetriebs dar. Dies gilt insbesondere für den Zeitraum unmittelbar um die Abkalbung herum sowie die anschließende Frühlaktation. Sowohl physiologische als auch pathologische Vorgänge tragen zum Entstehen einer negativen Energiebilanz bei oder verstärken diese. Da diese negative Energiebilanz zu klinischen und subklinischen Stoffwechselerkrankungen der Milchkuh führen kann, ist es wichtig, frühzeitig Signale für daraus entstehende nachhaltig wirkende Stoffwechselstörungen zu erkennen und somit rechtzeitig reagieren zu können. Auf diese Weise kann die Phase der negativen Energiebilanz durch entsprechende Anpassung der energetischen Grundversorgung durch Fütterung in Trockensteh-, Transit- und Frühlaktationsphase oder Einsatz von Ergänzungsfuttermitteln so kurz wie möglich gehalten werden. Während die klinischen Stoffwechselstörungen leicht zu erkennen sind, stellen die ohne spezielle Untersuchung der entsprechenden Tiere nicht klar erkennbaren subklinischen Erkrankungen, hier insbesondere die subklinischen Ketosen eine unbekannte Größe für jeden Milchviehbetrieb dar.

2. Ziel

In dieser Arbeit soll auf verschiedenen Milchviehbetrieben im eigenen Praxisgebiet untersucht werden, wie viele von insgesamt 100 zufällig ausgewählten und klinisch unauffälligen Kühen in dem Zeitraum vom Tag der Kalbung bis zu Tag 8 post partum einen Beta-Hydroxybuttersäure – Wert aufweisen, der für das Vorhandensein einer Ketose spricht.

3. Ketose der Milchkuh

Die Ketose (auch als Acetonämie bezeichnet) der Milchkuh ist eine Stoffwechselerkrankung bedingt durch einen Energiemangel, die als eigenständige Erkrankung, die

5

sog. primäre Ketose, oder als Folgeerkrankung anderer pathologischer Prozesse, also als sog. sekundäre Ketose, auftreten kann (MCSHERRY et al., 1960).

Um den Kalbezeitpunkt herum findet bei jeder Kuh eine verminderte Futteraufnahme statt. Gleichzeitig besteht aber durch den Kalbevorgang und die sich einstellende Milchproduktion ein erhöhter Energiebedarf (BAUMANN und CURRIE, 1980). Hierdurch entsteht ein Energiedefizit, das auch als negative Energiebilanz bezeichnet wird. Befindet sich eine Kuh in der Phase der negativen Energiebilanz, so versucht sie diese zu kompensieren, indem sie Körperfett mobilisiert (BREMMER, 2011). Gelingt es der Kuh nicht, durch eine angepasste Energieaufnahme die Phase des Energiedefizits selbstständig zu verlassen, so kann eine übermäßige und langanhaltende Fettmobilisation die Folge sein (siehe Abb. 1).

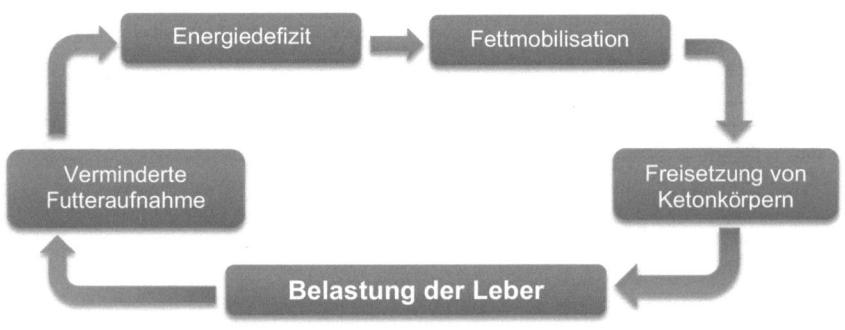

Abb. 1: Schematische Darstellung der Folgen des Energiedefizits

Diese Mobilisation kann zu einer subklinischen Ketose führen oder aber das sogenannte Fettmobilisationssyndrom resultiert in einer klinischen Ketose unterschiedlichen Ausmaßes für die Milchkuh. Je nach Schweregrad können die folgenden Symptomen auftreten: Rückgang der Trockenmasseaufnahme bis hin zur Inappetenz, Leberbelastung bis hin zur Leberverfettung, Leistungsabfall von Körpermasse und Milchleistung sowie Fruchtbarkeitsstörungen. Letztere beruhen auf niedrigen IGF-I Konzentrationen im Blut, die für eine schnelle Rückkehr in den Fruchtbarkeitszyklus sowie eine ausreichende Follikelwachstum und -reifung mit dem Resultat des Eisprungs notwendig sind (FENWICK et al., 2008). Zur Beurteilung der Ketosesituation in der Herde ist generell auch die Frage von Bedeutung, ob es sich um eine primäre Ketose oder aber eine sekundäre Ketose handelt, weil bei der sekundären Form eine andere Grunderkrankung in Kombination mit dem physiologischen Energiedefizit dieses vertiefen und somit eine Ketose auslösen kann. Hier gilt es, eventuell gehäuft vorkommende Grunderkrankungen zu erkennen und ihre Ursache abzustellen.

4. Nachweismöglichkeiten

Einen ersten indirekten Hinweis für das Auftreten einer Ketose kann die Beurteilung der Milchkontrolldaten bringen. Die durch das Fettmobilisationssyndrom freigesetzten Fettsäuren erscheinen zum Teil direkt als Milchfett. Dies hat einen je nach Grad der Mobilisierung und Abgabe über die Milch unterschiedlich hohen Anstieg des Milchfettgehaltes zur Folge. Hohe Werte des Milchfetts und im Verhältnis dazu niedrige Milcheiweißwerte, die einen Fett-/Eiweiß – Quotienten von $\geq 1{,}5$ ergeben, lassen eine ketotische Stoffwechselsituation erkennen. Nachteil dieser Form der Beurteilung ist, dass die Milchleistungsprüfung auf den Versuchsbetrieben nur elfmal pro Jahr durchgeführt wird, so dass die Wahrscheinlichkeit sehr hoch ist, dass ein Problem einer ketotischen Situation im Herdenbereich zu spät erkannt wird und damit die daraus resultierenden Leistungseinbußen weiter fortgeschritten sind. Somit können auch Gegenmaßnahmen meist nicht rechtzeitig eingeleitet werden.

Es gibt verschiedene Verfahren zur direkten Bestimmung des Ketonkörpergehaltes. Ketonkörper lassen sich direkt in Blut, Milch und Harn nachweisen.

Eine direkte Nachweismethode ist die Verwendung von Indikatorstreifen, die eine Beurteilung des Ketongehaltes der zu untersuchenden Flüssigkeit durch Farbumschlag anzeigt. Das Indikatorstreifen-Verfahren ist für Milch- und Urinuntersuchungen geeignet. Für die Messung in der Milch können handelsübliche Indikatorstreifen verwendet werden, die aber keine genauen Werte, sondern nur Farbumschläge beurteilen. Bei der Untersuchung der Milch durchdringt die enthaltene Beta-Hydroxybuttersäure (BHB) die Reaktionszone des Teststreifens und wird durch Beta-Hydroxybuttersäure-Dehydrogenase zu Acetessigsäure umgewandelt. Das dabei aus

NAD+ gebildete NADH reduziert Nitrotetrazolium-blau zu purpurfarbenem Formazan. Aus dem Grad der Farbveränderung lässt sich die Beta-Hydroxybuttersäure-Konzentration der Milch schätzen (NN, 2011).

Für die Bestimmung des Ketongehaltes im Urin eignen sich die speziellen Indikatorstreifen. Nachteil ist, dass die Harnentnahme im Vergleich zur Blut- oder Milchuntersuchung zeitaufwendiger sein kann. Ein weiterer Nachteil ist, dass die Indikatorteststreifen zum Ketonnachweis im Hinblick auf die Praxistauglichkeit am Einzeltier nur begrenzt zu empfehlen sind, da sie eine hohe Spezifität bei mäßiger Sensitivität aufweisen (CARRIER et al., 2004).

Als hinsichtlich Genauigkeit und Bedienbarkeit praxistaugliches Messverfahren auf den Betrieben hat sich die Ermittlung der Beta-Hydroxybuttersäure – Konzentration im Blut erwiesen. Die Ketonkörper weisen im Vergleich zu Azeton oder Azetoazetat eine geringere Zerfallswahrscheinlichkeit im Blut auf (TYOPPONEN und KAUPPINEN, 1980). Für die Bestimmung des Ketongehaltes im Blut eignet sich das Messgerät *Precesion Xceed* der Fa. Abbot mit den entsprechenden Blutketonteststreifen sehr gut (siehe Abb. 2).

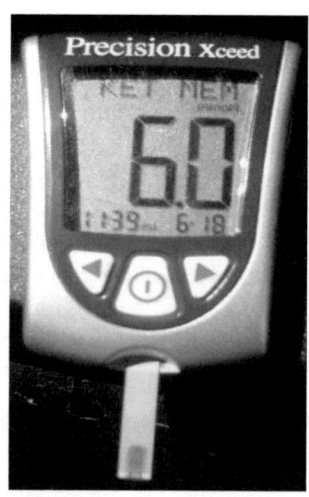

Abb. 2: *Precision Xceed* der Firma Abbot mit Teststreifen zur BHB-Wert – Bestimmung

Es konnte nachgewiesen werden, dass die Zuverlässigkeit dieser Messmethode im Feld als sehr hoch anzusetzen ist und sich dieses Messverfahren gut zum Einsatz auf den Betrieben verwenden lässt (VOYVODA, 2010). Betrachtet man die Literatur zum Thema Ketosen hinsichtlich anwendbarer Referenzwerte, so liegt in der überwiegenden Zahl der Studien der Grenzwert zur subklinischen Ketose bei ≥1,0 mmol/l BHB im Blut (KRESSEL, 2008). Dieses wird aus einer Zusammenstellung in Tab. 1 deutlich.

Tab. 1: Obergrenze der Referenzwerte für BHB im Blut (KRESSEL, 2008)

Autoren	BHB – Wert im Blut*
REHAGE et al., 1996 (zitiert in KRESSEL, 2008)	≤ 0,9 mmol/l
LOTTHAMMER, 1996 (zitiert in KRESSEL, 2008)	≤ 1,0 mmol/l
JACOBI, 1996 (zitiert in KRESSEL, 2008)	≤ 1,0 mmol/l
VRZGULA und SOKOL, 1987 (zitiert in KRESSEL, 2008)	≤ 1,0 mmol/l
GEISHAUSER et al., 2000a/b (zitiert in KRESSEL, 2008)	≤ 1,4 mmol/l

* = darüber liegende Werte gelten als Hinweis für subklinische Ketosen

5. Material und Methoden

Für die Versuchsanordnung wurden 10 nordfriesische HF-Milchviehbetriebe im Praxisgebiet ausgewählt. Alle ausgewählten Herden waren in Laufställen gehalten, erhielten eine aufgewertete Mischration und hatten vergleichbare durchschnittliche Milchleistungen. Auf diesen Betrieben wurden bei jeweils 10 Milchkühen, die sich in einem Zeitraum von Tag 0 - Tag 8 post partum befanden, Vollblutproben entnommen und unmittelbar auf dem Betrieb auf ihren BHB – Wert untersucht. Hierzu wurde das Gerät Precision Xceed der Firma Abbot verwendet. Die Datensammlung erfolgte in der Zeit vom 01.08.2011 – 26.08.2011. Als Grenzwert für die Beurteilung einer subklinischen ketotischen Stoffwechsellage wird aus der Vielzahl der in der Literatur genannten Werte der Wert von ≥1,0 mmol/l BHB im Blut verwendet.

6. Ergebnisse

Der Probenpool setzte sich hinsichtlich des Laktationsstadiums aus 10% Färsen, 36% Kühen der 2. Laktation, 30% Kühen der 3. Laktation, 10% der 4. Laktation, 6% der 5. Laktation und 8% Kühen mit mehr als 5 Laktationen zusammen (siehe Tab. 2) bei einem durchschnittlichen Laktationsstand von 3,31.

Tab. 2: Struktur der Probanden nach Anzahl der Laktationen

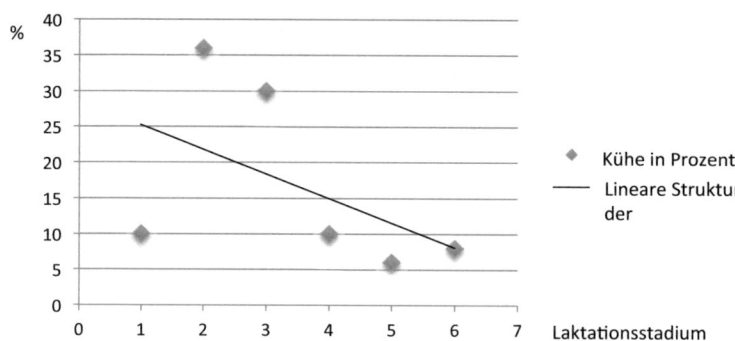

Die Auswertung ergab bei 76% der Tiere BHB-Werte von <1,0 mmol/l BHB im Blut. 24% der Werte lagen ≥1,0 mmol/l BHB im Blut (siehe Abb. 2).

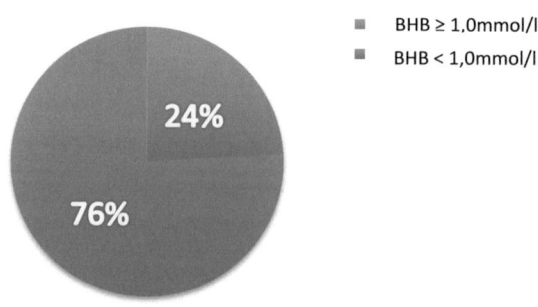

Abb. 3: Prozentualer Anteil an Proben mit einem Blutgehalt <1,0mmol/l BHB

10

Der Mittelwert aller ausgewerteten Proben liegt bei 0,82 mmol/l BHB im Blut. Betrachtet man die Mittelwerte der jeweiligen Laktationsgruppe, so zeigt die Gruppe der Färsen den niedrigsten Mittelwert mit 0,68 mmol/l BHB im Blut. Die Gruppe der Kühe in der 2. Laktation wies einen Mittelwert von 0,84 mmol/l, die der 3. Laktation von 0,8 mmol/l, die der 4. Laktation von 0,83 mmol/l BHB auf. In der Gruppe der Kühe der 5. Laktation lag der Mittelwert bei 0,72 mmol/l und in der Gruppe mit mehr als 5 Laktationen bei 0,86 mmol/l BHB im Blut (siehe Tab. 3).

Tab. 3: BHB-Durchschnittswert nach Laktationen

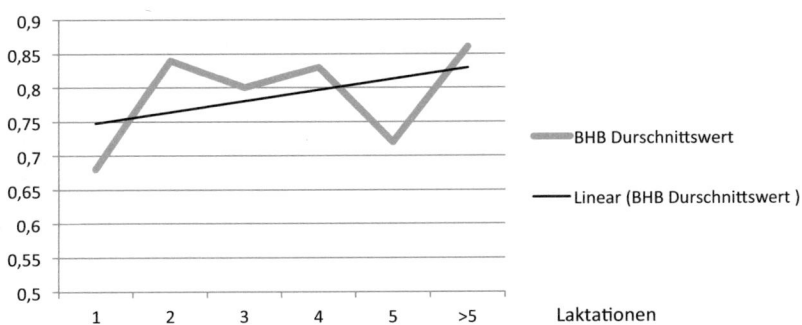

7. Diskussion

Auffällig war, dass ¾ der untersuchten Kühe ein Leistungsalter zwischen 1 und 3 Laktationen aufwies, also eine überwiegend junge Altersstruktur herrschte. Dieses liegt aber, wenn man die Jahresberichte des Landeskontrollverbandes Schleswig-Holstein verfolgt, im heutigen Trend der durchschnittlichen Nutzungsdauer der Milchkuh mit 2,8 Laktationen (NN, 2010) und ist nicht allein durch das Problem der klinischen oder subklinischen Ketosen bedingt. Vielmehr handelt es sich hier um ein multifaktorielles Geschehen.

11

Betrachtet man die Untersuchungsergebnisse, so wurden in den untersuchten Proben keine Werte gemessen, die eine klinische Ketose anzeigten. Es lässt sich aber festhalten, dass das Problem der subklinischen Ketose heutzutage in den Milchviehherden unbedingt beachtet und verfolgt werden sollte. Mit 24% subklinischer Fälle im Untersuchungsmaterial erscheint der Wert zunächst recht hoch. Es muss aber zu einer tatsächlichen Einschätzung der Herdenproblematik der Schwellenwert diskutiert werden. Zum einen basiert der verwendete Grenzwert zur Bestimmung der subklinischen Ketose auf der Einschätzung mehrerer Studien, wie in Kapitel 4 erwähnt. Setzt man den Schwellenwert statt mit 1,0 mmol/l BHB im Blut bei 1,4 mmol/l BHB an (GEISHAUSER et al., 2000a/b zitiert in KRESSEL, 2008), so liegt die Rate subklinischer Ketosen mit 8% deutlich niedriger. Das bedeutet, dass der allein ermittelte Wert keine Aussagekraft hat, ohne sich explizit auf den Referenzwert zu beziehen. Zum anderen muss zur Einschätzung einer tatsächlichen Herdengefährdung weiter verfolgt werden, inwieweit sich die Stoffwechsellage der Probanden entwickelt, d.h. der Herdengesundheitsstatus muss für eine Interpretation mit herangezogen werden.

Wenn man aber die Betrachtung verlagert auf den durchschnittlichen BHB – Wert pro Laktationsjahr, so scheinen die Werte auf den ersten Blick recht eng beieinander zu liegen, zeigen aber mit zunehmender Zahl der Laktationen eine Tendenz zu einem Anstieg. Dies kann mit einer zunehmenden dauerhaften Belastungssituation der Leber erklärt werden, die den Trend zur subklinischen Ketose verstärkt. Auch hier besteht die Möglichkeit, über leberprotektive Maßnahmen um den Kalbezeitpunkt herum (energiehaltige Drenchflüssigkeiten, zielgerichtete Ergänzungsfuttermittel) eine Stabilisierung der energetischen Stoffwechsellage zu erreichen und somit die Phase der negativen Energiebilanz kurz zu halten.

Generell gilt, dass das Risiko einer subklinischen Ketose fütterungs- und haltungsabhängig ist. So gilt es, eine auf den Laktationsstand angepasste Fütterung sowie eine dem Trächtigkeitsstand angepasste Haltung anzubieten. Dies bedeutet, die Trockenstehgruppe separat zu halten und zu füttern. Gleiches gilt auch für die Kühe in der Transitphase. Die Herausforderung ist hier die Anfütterung in Vorbereitung auf die Abkalbung und die Integration in die laktierende Herde. Diese kann betriebsspezifisch schwierig umzusetzen sein, so dass eine adäquate Übergangsfütterung nicht gewährleistet werden kann, was zu unzureichender Adaption der Pansenflora führen kann. Dieses hat eine pathologische Vertiefung der negativen Energiebilanz zur Folge.

8. Schlussbetrachtung

Die energetische Versorgung der Milchviehbestände stellt eine große Herausfordrung dar, zumal der Energiebedarf durch die Energieaufnahme insbesondere im Zeitraum unmittelbar post partum sowie in der Frühlaktation nicht gedeckt wird. Die routinemäßige Überprüfung der frischlaktierenden Bestände hinsichtlich der BHB – Konzentrationen im Blut ist hier ein wirksames Instrument zur Beurteilung der Rate an subklinischen Ketosen. Das Gerät *Precesion Xceed* der Firma Abbot eignet sich hierfür sehr gut.

Der zu wählende Referenzwert für BHB im Blut ist von großer Bedeutung hinsichtlich einer objektiven Beurteilung der Ergebnisse. Diese wiederum dürfen nicht isoliert betrachtet werden, sondern sollten zum einen in Hinblick auf die Altersstruktur als auch zum anderen auf den gesamten Herdengesundheitsstatus in Relation gebracht werden, um aussagekräftige Interpretationen zuzulassen.

9. Literatur

BAUMAN, D.E.; CURRIE, W.B. (1980):
Partitioning of nutrients during pregnancy and lactation: a review of mechanisms involving homeostasis and homeorhesis.
In: Journal of Dairy Science, 63, S. 1514–1529

BREMMER, D. (2011):
Monitoring Subclinical Ketosis In Transition Dairy Cows
Online verfügbar unter:
http://dairy.vitaplus.com/pdf/Bremmer;%20Monitoring%20Subclinical%20Ketosis%20in%20T
ransition%20Dairy%20Cows%20Paper.pdf
Datum des letzten Aufrufs: 25.08.2011

CARRIER, J.; STEWART, S.; GODDEN, S.; FETROW, J.; RAPNICKI, P. (2004):
Evaluation and use of three cowside tests for detection of subclinical ketosis in early postpartum cows.
In: J Dairy Sci, 2004 Nov;87(11): S. 3725-3735

FENWICK, M.A.; LLEWELLYN, S.; FITZPATRICK, R.; KENNY, D.A.; MURPHY, J.J.; PATTON, J.; WATHES; D.C. (2008)
Negative energy balance in dairy cows is associated with specific changes in IGF-binding protein expression in the oviduct.
In: Reproduction. 2008, Jan; 135 (1): S. 63-75.

KRESSEL, U. (2008):
Erstellung eines Konzepts für ein dynamisches Qualitätssicherungssystem für Milcherzeugerbetriebe im Kontrollbereich Stoffwechselgesundheit
Online verfügbar unter:http://edoc.ub.uni-muenchen.de/8245/1/Kressel_Ulrike.pdf
Datum des letzten Aufrufs: 25.08.2011

MCSHERRY, B. J.; MAPLESDEN, D. C.; BRANION, H. D. (1960):
Ketosis in Cattle—a Review
In: Can Vet J. 1960 May; 1(5): S. 208–213.

NN, LANDESKONTROLLVERBAND SCHLESWIG-HOLSTEIN E.V. (2010):
Die Leistungsergebnisse des Prüfjahres 2010
Online verfügbar unter: http://www.lkv-sh.de/uploads/media/Jahresbericht_2010_01.pdf
Datum des letzten Aufrufs: 25.08.2011

NN, VETERINÄRPRODUKTE KOMPENDIUM DER SCHWEIZ (2011):
Milchketontest
Online verfügbar unter: http://www.vetpharm.uzh.ch/tpp/00000000/V0070-XX.htm
Datum des letzten Aufrufs: 20.08.2011

14

TYOPPONEN, J.; KAUPPINEN, K. (1980):
The stability and automatic determination of ketone bodies in blood samples taken in field conditions.
In: Acta Vet. Scand. 21: S. 55-61.

VOYVODA, H.; ERDOGAN, H. (2010):
Use of a hand-held meter for detecting subclinical ketosis in dairy cows
In: Research in Veterinary Science,Volume 89, Issue 3, December 2010, Pages 344-351